NOTE

SUR LA

GÉNÉRATION DITE SPONTANÉE

ET SUR

LA PHTHIRIASE CHEZ LES ANCIENS,

Lue à la Société de médecine de Paris,

Par le Docteur Félix ANDRY,

l'un de ses membres.

———

Messieurs, dans une de nos dernières réunions, notre honorable confrère, M. Bourguignon, nous a lu un travail fort remarquable sur la valeur de l'acarus dans la constitution de la gale, et à ce propos il a parfaitement réfuté l'erreur de ceux qui, aujourd'hui encore, voudraient soutenir la génération spontanée de cet acarus.

Cette intéressante communication m'a suggéré la pensée de venir, tout en appuyant ces conclusions, vous soumettre à mon tour quelques considérations sur la génération spontanée, et une courte histoire de la phthiriase chez les Anciens, affection, ou plutôt épiphénomène morbide, qui dut être, tout autant et plus encore que les affections vermineuses proprement dites, l'une des bases principales de leur croyance à la génération spontanée.

La théorie de la génération dite spontanée peut être aujourd'hui ramenée aux deux points de vue suivants : Quelques naturalistes, et parmi eux, dans ces derniers temps, Lamarck, Burdach, Dugès, etc., cherchant à rajeunir par un langage plus moderne une assertion qui remonte aux premiers âges de la science, ont dit que, sous l'action de la chaleur, de la lumière et de l'électricité, la matière brute peut s'animer, s'organiser ; que ses molécules, jusque là inertes, peuvent s'agréger et, pour mieux dire, se transformer en êtres vivants. D'autres, ainsi Redi, Rudolphi, etc., admettent cette création nouvelle, cette génération sans paternité, mais au sein d'êtres qui déjà vivent, qui déjà possèdent un ensemble de forces plastiques dont l'influence anormale et déviée de son application habituelle peut produire de nouveaux êtres différents de ceux chez lesquels ils prennent naissance, mais leur devant la vie et émanant en quelque sorte de leur vitalité même.

Suivant ces deux systèmes, toute molécule faisant partie constituante d'un corps, corps inerte dans le premier de ces systèmes, corps déjà vivant dans le second, peut devenir vivante elle-même d'une vie à part, sous l'action fécondante et créatrice de conditions plus ou moins connues.

On a nommé les partisans de l'une ou l'autre de ces théories *Panspermistes*. Ils s'appuient sur un double fait : 1° l'éclosion de certains êtres infimes dans certains milieux, celle des infusoires, par exemple, dans les eaux qu'échauffe le soleil ; 2° la naissance à l'intérieur des corps vivants de ces entozoaires que nous rencontrons quelquefois, ou dans des cavités closes, ou dans la profondeur des tissus ; de ces entozoaires dont certaines espèces paraissent propres à certains animaux ; qui quelquefois manquent complètement d'appareil reproducteur, et que nous engendrons en quelque sorte à volonté, témoin le cysticerque dont nous pouvons dans nos expériences farcir le foie des lapins, etc., etc.

Ces deux bases, la science contemporaine les a complètement renversées. Depuis les expériences de Schwan, on sait que, des eaux échauffées par le soleil, celles là seules donnent naissance à des infusoires, ou qui tiennent en dissolution des débris de corps organisés, ou que touche une atmosphère mélangée de ces mêmes débris pulvérulents. Que l'air soit parfaitement purifié de toutes matières organiques, et jamais l'eau en contact, si elle est pure elle-même, ne donnera d'animalcules.

Quant aux entozoaires, le problème était plus complexe et d'une solution tout autrement difficile. Mais les progrès de l'helminthologie devaient l'éclairer d'un jour non moins satisfaisant.

Depuis les récentes découvertes dont l'étude des helminthes s'est enrichie et qu'ont dignement couronnées les belles recherches de MM. Van Beneden et Kuechenmeister, si bien mises en lumière par le savant rapport de M. de Quatrefages (*Rapport à l'Académie des sciences sur le concours pour le grand prix des sciences physiques pour* 1853), nous savons que les intestinaux subissent des métamorphoses plus nombreuses que ne le sont celles des insectes ; que certaines migrations d'une espèce animale dans une autre espèce sont nécessaires à l'évolution parfaite, à l'accomplissement des transformations successives que doit subir tel entozoaire dont nous pensions connaître toute l'histoire, quand, ne l'ayant étudié que dans l'un de ses habitats, nous ne connaissions par cela même qu'une des périodes de son existence ; et toutes ces conquêtes des travailleurs modernes n'ont pu s'accomplir qu'en désarmant proportionnellement, qu'en resserrant d'autant plus sur leur terrain les anciens défenseurs de la génération spontanée. Comment, en effet, ceux-ci objecteraient-ils encore l'isolement de telle ou telle des espèces de ces vers intestinaux, celle du cysticerque confiné dans le foie du lapin, celle du ténia dans l'intestin du chien, celle du cœnure dans l'encéphale du mouton, alors qu'on peut leur démontrer que ces trois entozoaires, si différents qu'ils paraissent, ne sont qu'un seul et même entozoaire envisagé à diverses époques, ou sous diverses phases de son développement ; que le cysticerque n'est qu'un jeune ténia, mais que ce cysticerque, cette sorte de larve embryonaire, ne changera de manière d'être, ne passera à l'état adulte, que s'il change d'habitat ; que si, du foie de tel animal, il transmigre[1] dans l'intestin de tel autre animal ? Merveilleuse fécondité[v] d'une nature infatigable dans sa vigilance et inépuisable dans ses ressources, qui sait si bien préserver de la destruction tout ce qu'elle veut conserver et perpétuer ici bas, qui, pour les êtres dont nous parlons, transmet leurs germes, du mollusque dans le poisson qui l'avale, du poisson dans l'oiseau, de l'oiseau dans le mammifère, et que savons-nous? du mammifère peut-être dans le corps de l'homme lui-même. Mais aussi, et ne craignons pas de le proclamer avec une juste fierté, merveilleux exemple de ce que possède de patience et de sagacité cet esprit humain qui a su pénétrer tant de mystères, qui a su trouver et saisir le fil de ce dédale embryogénique ; qui, avec M. Steenstrup, naturaliste danois, a pénétré les anomalies de la *génération alternante*, de cette génération par le fait de laquelle les organes sexuels se reproduisent et manquent alternativement ; qui, avec M. Van Beneden, a reconnu le cysticerque monozoïque, c'est-à-dire animal unique et indivisible des rats, dans le ténia devenu polyzoïque, c'est-à-dire multiple, dans l'intestin grêle des chats, c'est-à-dire composé là d'articulations nombreuses qui doivent s'isoler à leur tour, acquérir seulement alors tous leurs caractères et vivre d'une vie indépendante ; qui, avec M. Kuechenmeister, en faisant avaler des cœnures à un chien, puis des articles de ténia à un mouton, a reproduit ainsi sous nos yeux, à notre gré et avec la précision d'une expérience de laboratoire, la transmigration du cœnure, de l'encéphale du mouton dans l'intestin du chien où il devient ténia, ou la transmigration du ténia, de l'intestin du chien dans l'encéphale du mouton où il redevient cœnure.

On comprend qu'en présence de pareils faits, la théorie de la génération spontanée n'est plus qu'un rêve chimérique et sans appui, et que, plus que jamais, les *ovaristes*, ainsi nommés par opposition aux *panspermistes*, sont autorisés à redire avec Harvey : « *Omne vivum ex ovo* », et avec M. Serres, qui nous donne cette conclusion comme reposant sur les recherches anatomiques les plus profondes, sur les observations microscopiques les plus élevées : « *L'œuf est la ma-*

trice générale du règne animal. » (Serres. *Anat. transcend.* p. 28).

Telle n'était pas, tant s'en faut, l'opinion des Anciens ; et il m'a paru intéressant, ne fût-ce qu'à titre de contraste, de rapprocher de l'état actuel de la science, l'état primitif des connaissances humaines sur ce point, et ces données premières que certains esprits, rares il est vrai, s'obstinent à défendre encore aujourd'hui. Cette étude rétrospective m'amènera tout naturellement à résumer aussi, succinctement, l'histoire d'un état morbide souvent cité par les Anciens, et qui frappa assez vivement leur imagination pour qu'ils aient cru devoir en faire une affection à part : je veux parler de la phthiriase.

Et d'abord, chez tous les peuples de l'antiquité nous trouvons professée la génération spontanée, et cela, non pas seulement pour ces êtres infimes dont je parlais plus haut, que nous voyons éclore au sein des eaux qu'échauffent les rayons solaires, mais, bien plus, pour l'homme lui-même.

Ainsi Diodore de Sicile nous affirme que le Nil donne naissance à des êtres vivants qui se forment dans son limon échauffé par le soleil (*liv.* 1, *part.* i. *chap.* 10) ; mais Eusèbe va plus loin, car il dit positivement que les Egyptiens et les Phéniciens admettaient la génération spontanée de l'homme (*Prépar. évang*, l. 7., *chap.* 17). Nous lisons dans un mémoire de M. de Rougé sur l'inscription du tombeau d'Ahmès, chef des nautoniers, que les Egyptiens attribuaient la création des races humaines à des divinités solaires : le dieu *Ra* avait fait naître la race égyptienne ; la déesse *Pacht*, la mère du soleil couchant, avait créé la race jaune, les Namous.

Les Grecs adoptèrent ces théories, en en modifiant plus ou moins l'expression. Pausanias, racontant l'exhumation d'un prétendu géant déclaré indien par l'oracle de Claros, ajoute à ce propos : « Si c'est le soleil qui a produit les premiers hommes en échauffant la terre d'abord pénétrée d'humidité, quelle contrée a dû les produire plus tôt et plus grands que l'Inde qui nourrit encore des animaux si différents des nôtres par leur force et leur grandeur ? » (*Arcad. ch.* 29) ? Bon nombre de philosophes grecs n'hésitèrent pas à assigner à l'homme le mode d'origine dont nous parlons. Pour Anaximandre de Milet, pour Empédocle, pour Démocrite, pour Épicure, le point de départ de l'espèce humaine est le même au fond, c'est toujours la terre plus ou moins ramollie par l'eau et fécondée par le soleil (Voy. Censorinus *De die natali* c. 4). Ne retrouvons-nous pas dans tous ces rêves, comme un lointain souvenir et comme une traduction infidèle de ce verset mosaïque : « Dieu forma l'homme de la poussière de la terre ; il répandit sur son visage un souffle de vie, et l'homme devint vivant et animé » (*Genèse*, ch. 2, v. 7) ?

Si l'homme fut considéré comme le produit possible d'une génération toute spontanée, on conçoit qu'à plus forte raison dut-il en être ainsi des organisations moins complexes. Aristote fait naître les puces de la fermentation qui se produit, dit-il, dans les ordures ; les punaises de l'humeur qui sort des animaux, et les pous des chairs trop humides. (Voy. Aristote, *Histoire des animaux*, l. v.)

Mêmes assertions chez les Latins, soit relativement aux premiers humains qui,

rupto robore nati
Compositive luto, nullos habuere parentes,

comme le dit Juvénal (*Sat.* 6, v. 12 et 13) ; soit relativement à certains animaux. Suivant Ovide et autres, des entrailles corrompues d'un taureau naissent les abeilles,

de putri viscere passim
Florilegæ nascuntur apes;

d'un cheval putréfié naissent des frélons ; du limon de la terre des grenouilles (Voy. *Métamorph.*, l. 15, *métam.* 8). Pline, bien entendu, répète toutes ces fables. On peut voir dans son liv. XI (. *ch.* 37 *et suiv.*) combien d'insectes différents n'ont à ses yeux d'autre origine qu'une génération toute spontanée, favorisée par la chaleur, l'humidité, et quelquefois la corruption. Comme Aristote, Pline cite à cette occasion les parasites de l'espèce humaine, et ces animaux *qui parfois rongent notre corps, et dont la génération*, dit-il, *dans le sang de l'homme constitue la phthiriasis.* Il indique même contre cette dernière affection des moyens si nombreux et si variés, qu'on peut se demander en les parcourant si cette affection était donc alors d'une bien fréquente occurrence. Disons-le tout de suite, pour bien nous entendre à cet égard, les parasites que désignait pour les Anciens l'expression de phthiriasis n'étaient nullement ce que nous nommons aujourd'hui les entozoaires, qu'ils connaissaient cependant, quoique bien moins parfaitement qu'on ne les connaît aujourd'hui, mais plutôt des parasites extérieurs, des épizoaires, et très souvent, mais non pas toujours, le pou de corps, φθειρ, étymologie de phthiriasis.

Si nous consultons l'histoire, nous trouverons des exemples plus ou moins authentiques de phthiriase dès les âges fabuleux, ou anté-historiques. Ainsi, suivant Plutarque, un des argonautes, Acaste, fils de Pélias, mourut de cette maladie (Plutarque. *Vie de Sylla*).

Les rois d'Egypte, si nous en croyons Pline, faisaient faire des recherches cadavériques pour éclairer la pathologie, et on aurait constaté ainsi la phthiriase du cœur. « *Quando phthiriasin cordi intus inhærentem non alio potuisse depelli compertum sit in Ægypto, regibus corpora mortuorum ad scrutandos morbos insecantibus* » (L. 19, c. 26). Est-il besoin de faire observer que cette phthiriase du cœur était une affection imaginaire ? Pour l'admettre, on se fondait sans doute sur ces ulcérations que l'on rencontre quelquefois à l'intérieur de cet organe. Faute de connaître l'endocardite et certaines de ses conséquences, on attribuait alors ces ulcérations à la présence de parasites internes. Faut-il s'en étonner, quand on voit bien plus tard des anatomistes des XVIᵉ et XVIIᵉ siècles (Zacut. Lusitan., *tome* 2 ; Schenckius, *liv.* 2, etc.) parler eux-mêmes de vers dans le cœur ?

Si je ne me trompe, c'est le poète Alcman, né vers 670 avant Jésus-Christ, qui nous offre le plus ancien exemple historique de phthiriasis. Alcman, poète lyrique et érotique, grand mangeur et assez libertin , suivant Athénée, nous est cité par Aristote comme mort de la maladie pédiculaire. Aristote en rapproche sous ce point de vue le philosophe Phérécyde de Scyros, né vers 600 avant Jésus-Christ, et qui fut maître de Pythagore, et Elien nous fait un tableau bien hideux de la mort de ce philosophe. «Il lui survint, nous dit-il, une sueur brûlante et visqueuse qui produisit une multi-tude innombrable d'insectes (Elien *l.* 5, *ch.* 2). Tout son corps fut rongé par la vermine ; son visage était si défiguré qu'il fut obligé de se séparer de ses amis. Quand quelqu'un venait lui demander de ses nouvelles, Phérécyde, passant à travers un trou de sa porte l'un de ses doigts décharnés : Voila, répondait-il, en quel état est mon corps tout entier. » (*Id. l.* 4, *ch.* 28). Les Anciens regardaient la maladie pédiculaire comme une punition des dieux (Voy. Pausan. *Bæot.*) Aussi, au dire de l'historien que je viens de citer, les Déliens attri-buèrent-ils la maladie de Phérécyde au courroux d'Apollon, Phérécide s'étant vanté, alors qu'il se trouvait à Délos avec ses disciples, de n'avoir jamais sacrifié à aucune divinité et de n'en avoir pas mené une vie moins douce (*Id. Ibid*).

Même cause fut assignée à la mort analogue de Phérétima, mère d'Arcésilas, roi de Cyrène. Ayant eu à se venger des habitants de Barcé, elle fit crucifier autour de cette ville les plus coupables d'entre eux, et fit border la muraille avec les mamelles de leurs femmes. Mais, à peine revenue de Lybie en Egypte, elle périt misérablement, dévorée par les vers dont son corps fourmilla. Tant il est vrai, nous dit Hérodote à ce propos, que les dieux haïssent et châtient ceux qui portent trop loin leur ressentiment (Hérod., *fin du liv.* 4).

Les Perses avaient fait du genre de mort qui nous occupe un supplice pénal à l'égard de certains criminels. «Il consis-tait, nous dit Plutarque, à enfermer le coupable entre deux auges qui laissaient passer la tête, les mains et les pieds. On le forçait à boire et à manger ainsi, le visage exposé au soleil, et la corruption où il était plongé engendrait beaucoup de vers qui rongeaient son corps et pénétraient jusque dans ses viscères.» Plutarque ajoute qu'un certain Mithridate mourut ainsi à grand' peine au bout de dix-sept jours.

Strabon et Diodore nous parlent d'Ethiopiens, dits *acridophages,* qui ne se nourrissaient que de sauterelles et ne vivaient pas au delà de 40 ans, parce qu'il s'engendrait alors dans leur chair des vers, ou des poux ailés. Cette maladie, suivant Diodore, commence par le ventre et la poitrine, et bientôt elle envahit le corps entier, accompagnée de démangeaisons d'abord, puis de violentes douleurs, et à travers les plaies que le malade se fait lui-même, les poux sortent si nombreux que ce serait peine inutile de vouloir les exterminer (voy. Strabon, *L.* 16 *ch.* 5 ; et Diodore, *L* 3, § 28). Mais ce détail, sans doute apocryphe, est de ceux que l'observation moderne ne devait pas confirmer. Niebühr et d'autres voyageurs ont trouvé le genre de nourriture dont il s'agit très répandu en Arabie, et ils n'ont pu lui reconnaître aucun effet malfaisant.

Si, dans l'étiologie de l'affection pédiculaire, le rôle de l'alimentation que je viens de rappeler est plus que contestable, il n'en est pas de même peut-être des excès vénériens. Sous ce rapport, je puis rapprocher d'Alcman le poète érotique, Speusippe le philosophe. Speusippe, neveu, disciple et successeur de Platon, n'en était pas moins, au dire de Diogène Laerce, avare, violent et débauché, et l'an 339 avant notre ère il mourut à Athènes, dévoré, suivant le même historien, par la vermine qui sortait de son corps. (Diogène Laerce. *Speusippe.*)

Même genre de mort, sans désignation de la cause qui put l'amener, est attribué par Plutarque au jurisconsulte Mucius et au philosophe Callisthène d'Olinthe. Celui-ci serait mort, suivant Plutarque, d'un excès d'embonpoint et de la maladie pédiculaire, après avoir été tenu sept mois dans les fers, pour avoir, disait-on, conspiré contre Alexandre, dont il avait refusé de reconnaître la divinité.

Après les philosophes, dans cette sorte de nécrologie pédiculaire, viennent quelques guerriers ou monarques même. A la mort d'Alexandre-le-Grand, Cassandre, fils d'Antipater, fait périr la mère d'Alexandre, Olympias, et le jeune Alexandre, fils du roi, et s'empare du trône de Macédoine. Mais cette usurpation reçoit bientôt son châtiment : quelques années après, l'an 298 avant notre ère, Cassandre meurt malheureusement, attaqué, nous dit Pausanias, d'une hydropisie, ἐπλήθη γὰρ ὑδέρω, par suite de laquelle des vers s'engendraient dans son corps tout vivant (voy. Pausan. *Bœotie, ch.* 7).

Antiochus Epiphane, bourreau des Maccabées et profanateur du temple de Jérusalem, médite contre cette ville de nouvelles vengeances, mais le Dieu des Juifs l'arrête dans sa course et le frappe d'une plaie incurable et invisible, et du corps de cet impie, les vers, nous dit le texte sacré, sortaient comme d'une source, et, vivant au milieu de tant de douleurs, toutes ses chairs tombaient par lambeaux avec une si effroyable odeur que toute l'armée n'en pouvait souffrir la puanteur. (*Machab. l.* 2, *ch.* 9, v. 5 et 9.)

Non moins affreuse devait être, trente ans plus tard, la mort du cruel et voluptueux Sylla. Voici ce que Plutarque nous en raconte, après nous avoir donné le détail des débauches de toute sorte auxquelles il se livrait : « Cette vie dissolue (j'emprunte la traduction d'Amyot) fut cause de luy augmenter sa maladie, dont la cause primitive fut légère du commencement ; car il fut longtemps sans s'apercevoir qu'il avait une apostume dedans le corps, laquelle par succession de temps vint à corrompre sa chair, de sorte qu'elle la tourna toute en poulx, tellement que, combien qu'il y eust plusieurs personnes après à l'espouiller nuict et jour, ce n'estait encore rien de ce que l'on ostoit au prix de ce qui revenoit, et n'y avoit vestement, linge, baing, lavatoire, ny viande mesme, qui ne fust incontinent remplie du flux de ceste ordure et villanie, tant il en sortoit : car il entroit plusieurs fois le jour dedans le baing pour se laver et nettoyer ; mais tout cela ne servoit de rien : car la mutation de sa chair en ceste pourriture le gaignait incontinent de vistesse, et n'y avoit moyen de nettoyer qui peust suffire à si grande quantité » (Plutarq. *Vie de Sylla.*)

De cette mort de Sylla Plutarque rapproche celle de plusieurs des personnages que j'ai énumérés : Acaste, Alcman, Phérécyde, Callisthène, Mucius, et il y ajoute Eunus, cet esclave fugitif qui le premier suscita la guerre des esclaves en Sicile. « Ramené à Rome prisonnier, Eunus y mourut, dit-on, de la maladie pédiculaire » (Plutarque, *Sylla*). Diodore, plus affirmatif à cet égard, dit qu'Eunus fut tiré des cavernes où il se cachait avec son cuisinier, celui qui le frottait dans le bain et le bouffon qui le divertissait pendant ses repas, puis jeté dans une prison où il périt dévoré par la vermine (Diod., l. 31.)

L'historien Josephe rapporte de la manière suivante la dernière maladie d'Hérode Agrippa, roi des Juifs sous Caligula: «Une chaleur lente, qui ne paraissait point au dehors, le brûlait et le dévorait au dedans ; il avait une faim si violente que rien ne suffisait pour le rassasier ; ses intestins étaient pleins d'ulcères ; de violentes coliques lui faisaient souffrir d'horribles douleurs ; ses pieds étaient enflés et livides ; ses aines ne l'étaient pas moins ; les parties du corps que l'on cache avec le plus de soin étaient si corrompues qu'on en voyait sortir des vers ; ses nerfs étaient tout retirés : il ne respirait qu'avec grande peine, et son haleine était si mauvaise qu'on ne pouvait s'approcher de lui.» (*Hist. des Juifs*, l. 17, ch. 8.) Josephe complète le récit de cette maladie, châtiment visible, dit-il, des impiétés et de la cruauté d'Hérode, par cet autre détail, que des médecins appelés de tous côtés envoyèrent le roi au-delà du Jourdain, aux eaux chaudes de Calliroé qui vont se jeter dans un lac de bitume. Là on le plongea dans une cuve pleine d'huile ; mais il s'en trouva si mal qu'on crut qu'il allait rendre l'esprit *(Ibid.)*, ce qui d'ailleurs arriva peu de jours après.

Lucien, l'auteur des *Dialogues des morts,* nous a laissé l'histoire curieuse d'un imposteur qui jouit d'une grande vogue du temps de Marc-Aurèle, je veux parler d'Alexandre ou *le faux prophète.* Lucien nous raconte que cet impos-

teur périt misérablement, rongé, dit-il, par les vers et par un
ulcère gangréneux qui s'ouvrit dans la continuité de l'une de
ses jambes et s'étendit jusqu'à l'aine (Lucien, *Alexandre le
Prophète*.)

Galère, empereur d'Orient et l'un des plus cruels persé-
cuteurs des chrétiens, mourut dans d'affreuses douleurs, et
voici les principaux traits du tableau que nous ont laissé de
cette maladie Lactance et Eusèbe. C'était un ulcère occupant
les parties secrètes et accompagné nuit et jour de souffran-
ces inexprimables et d'une odeur qui infectait, nous disent-
ils, et le palais et la ville elle-même. En même temps les
entrailles étaient à nu, et des vers dévoraient le malade tout
vivant. Plus d'une fois l'excès de la douleur porta Galère à
vouloir attenter à ses jours, et il fit mettre à mort plusieurs de
ses médecins pour les punir de leur impuissance à le soula-
ger. Il ne succomba cependant aux progrès de cette maladie
qu'au bout d'une année, l'an 511 de notre ère.

Suivant les auteurs que je viens de citer, une fin analogue
punit peu de temps après aussi le persécuteur Maximin-Daïa.
Poursuivi par Licinius et voulant trouver un refuge contre lui
dans une mort volontaire, il avala du poison. Mais, trompant
son attente, le poison lui causa une maladie dont Eusèbe et
Lactance nous décrivent longuement les symptômes.
C'étaient encore jour et nuit d'horribles douleurs. Ses yeux
et sa langue se putréfiaient, digne châtiment de ses blasphè-
mes et de la cruauté qu'il avait eue de faire crever les yeux à
tant de chrétiens. Un feu invisible, nous dit Eusèbe, dévorait ses entrailles, et tout son corps était couvert de lèpre
et de vermine. Il mourut enfin à Tarse en Cilicie.

Ajouterai-je que, suivant Saint Jean Chrysostôme, l'oncle
de Julien l'apostat mourut aussi rongé par les vers, et que
l'orateur sacré, comme tout-à-l'heure Eusèbe et Lactance,
comme avant eux les auteurs païens cités plus haut, n'hésite
pas à voir dans ce genre de mort un châtiment divin. *« Ipsius
regis avunculus qui profano attactu consecrata Deo vasa*

temeraverat, vermibus exesus interiit. › *(De laudibus sancti Pauli Homil. 4).*

Je ne poursuivrai point au-delà du Bas-Empire cette recherche d'une affection, ou plutôt d'une complication morbide, dont les temps anciens nous offrent de si nombreux exemples. Notons seulement en passant le roi d'Espagne Philippe II, qui meurt en 1598, miné par une fièvre lente, par diverses collections purulentes mélangées de poux, et usé, nous dit l'histoire, par les débauches de sa jeunesse. « Il lui survint, dit Brantôme, quatre autres apostumes en l'estomach, lesquelles ils (les médecins) ouvrirent semblablement, afin que toutes purgeassent, et de cette mauvaise humeur il creut grande abondance de poulx, de façon qu'on ne les pouvait espuiser » (Brantôme, *Vies des grands capitaines. Philippe II, roi d'Espagne*).

Des tumeurs pédiculaires analogües aux *apostumes* de Philippe II paraissent avoir été constatées par certains autres observateurs plus compétents que Brantôme à cet égard. Plusieurs médecins, ainsi Forestus, ainsi Rust, ainsi beaucoup plus près de nos jours Heberden, Bernard Valentin, etc., sont cités par M. Rayer (*Dict. de méd. et de C. pratiques, art. Phthiriase*) comme ayant vu des tumeurs qui, incisées, n'ont donné issue qu'à des poux de différentes dimensions. Je ne puis à leur sujet que répéter l'hypothèse de M. Rayer lui-même, que peut-être, si elles ont été bien observées, ces tumeurs étaient-elles formées par des follicules cutanés, dilatés, et dans lesquels des *pediculi* auraient pénétré.

N'insistons donc pas sur ces faits, ou douteux, ou exceptionnels, bien moins encore sur une foule d'autres évidemment apocryphes, ou dont l'authenticité ne nous est pas suffisamment garantie, et voyons si dans nos observations contemporaines, et pour ainsi dire journalières, nous ne trouverons pas de quoi nous indiquer surabondamment ce que fut la phthiriase dans les temps les plus reculés.

Nous voyons quelquefois dans nos climats, et surtout dans les climats chauds, les plaies de nos blessés, quand elles sont restées découvertes pendant un certain temps, sillonnées à leur surface de vers ou larves, objets de répulsion ou de dégoût généralement, objets même de terreur quelquefois, ainsi chez nos Arabes d'Algérie, qui croient que ces larves dévorent leurs chairs.

Dans notre seconde expédition de Constantine, M. Guyon, chirurgien en chef de l'armée d'Afrique, vit de ces vers en quantités innombrables envahir les plaies, les appareils et même les vêtements des blessés. Larrey, dans sa *Clinique chirurgicale*, en dit autant à propos des blessés de Syrie, ajoutant que les démangeaisons incommodes que ceux-ci en ressentaient l'obligeaient de renouveler les pansements jusqu'à trois ou quatre fois par jour, et de pratiquer, pour détruire ces vers, des lotions amères et aromatiques. Ces larves sont le résultat de l'éclosion ou du développement quelquefois très rapide, soit d'œufs, soit même de petits vers déposés par diverses espèces de mouches: ainsi la mouche à viande, ainsi, suivant M. le Dr Cabasse, la mouche bleue, *musca vomitoria* (voyez *Union médicale du* 13 *novembre* 1849); ainsi la mouche vivipare pour les petits vers déposés parfois tout formés. Plus rarement, en l'absence même de toute plaie, les mouches dont nous parlons peuvent infester ainsi de larves plus ou moins nombreuses un homme plongé pendant un certain temps dans un profond sommeil. Je me rappelle un fait de ce genre observé à l'hôpital St-Louis par M. J. Cloquet à l'époque où je commençais mes études médicales, en 1827. Un chiffonnier s'éveille au bout de 36 heures dans un des fossés de Montmartre où il s'était endormi complètement ivre, et il se trouve alors rongé par d'innombrables larves qui se sont insinuées par tous les orifices béants, ce qui lui donne l'aspect d'un cadavre en putréfaction. Conduit à l'hôpital St-Louis dans ce hideux état, le malade est délivré des vers qui le dévorent, d'abord par l'extraction directe, puis par des frictions mercurielles ; mais bientôt le cuir chevelu soulevé par plusieurs abcès communique son inflammation aux méninges, et le malade succombe à une fièvre cérébrale.

Les faits que nous venons de rappeler ont-ils leurs analogues dans quelques uns des cas de phthiriase que nous avons énumérés ? Je ne saurais en douter. Il est de toute évidence, par exemple, que les vers qui rongeaient le malheureux condamné chez les Perses au supplice des auges avaient la même origine que ceux qui rongèrent le chiffonnier que je citais tout à l'heure. Au reste cette origine, les Grecs et parmi eux Homère lui-même l'avaient parfaitement constatée. Ne voyons-nous pas dans le XIX\ :sup livre de l'Iliade Achille exprimer la crainte que des vers (ευλαι) soient engendrés par des mouches à l'intérieur des plaies de son ami Patrocle, μυιαι... ευλας εγγεινωνται ?

Est-ce à dire que ce genre d'interprétation s'applique à l'ensemble, ou même à la plupart des cas que nous avons notés ? Non certainement ; très fréquemment, et le plus souvent même, la phthiriase ne fut pas autre chose qu'une éruption de poux, de ces poux de corps que nous avons vus au XVI\ :sup siècle signalés chez Philippe II, et qui, de nos jours, s'offrent à nous dans certains cas et chez certains malades, s'échappant quelquefois alors par milliers de la surface de la peau. M. Devergie a cité l'exemple d'un homme chez lequel il constata simultanément la gale, la syphilis, le scorbut et ce qu'il nomme une *sécrétion pédiculaire incroyable*, la peau, dit-il, se couvrant de poches remplies de poux en tel nombre qu'il fallait renouveler les draps toutes les deux heures. (Voy. dans l'*Union médicale du 12 mars* 1850 la séance de la Société méd. des hôpit. de Paris du 13 février précédent.)

Cette coexistence du parasite dont nous parlons avec les états morbides que nous venons d'énumérer, et avec la syphilis en particulier, est digne de fixer notre attention. Elle nous rappelle d'abord la coïncidence que nous avons pris soin de signaler dans plusieurs des cas cités par les Anciens entre la phthiriase et la débauche, entre la phthiriase et certains désordres dont le siége et les caractères nous suggèrent presque en lisant leur description l'idée de désordres syphilitiques. Elle nous montre ensuite que ce même parasite trouve les conditions nécessaires, je ne dirai pas à sa génération spontanée, pareille erreur est monstrueuse aujourd'hui, mais à l'éclosion rapide de ses œufs, dans un état de cachexie et d'appauvrissement de la masse du sang. J'insiste sur ce fait qui semble tout naturel de prime abord, parce que, d'après la curieuse remarque dont nous devons la connaissance à M. Bourguignon, le contraire a lieu pour l'acarus de la gale, du moins chez l'homme, dont l'état de santé parfaite, loin d'être incompatible avec le développement de la gale, quand il en contracte le germe, semblerait plutôt en favoriser le développement.

En résumé, le mot *phthiriase* nous paraît s'appliquer moins à une maladie proprement dite, et à une maladie grave par elle-même, comme l'ont répété d'après les Anciens quelques écrivains modernes, qu'à un épiphénomène morbide. Cet épiphénomène a consisté dans l'éclosion chez certains malades, de poux le plus souvent, de larves quelquefois. Dans l'état actuel de la science, quand ses progrès incessants nous démontrent la préexistence des germes dans la teigne, dans la gale, et dans les entozoaires eux-mêmes, moins que jamais la phthiriase ne saurait étayer l'antique et trompeuse théorie de la génération spontanée.

PARIS. — IMPRIMERIE DE MOQUET, 92, RUE DE LA HARPE.